HOMMAGE DES AUTEURS.

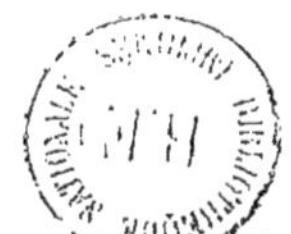

NOTICE HISTORIQUE ET LITTÉRAIRE SUR LES DEUX PREMIÈRES PHARMACOPÉES BELGES, DE BRUXELLES ET DE GAND,

Drs C. HELDENBERGH ET D. STRAUVEN

NOTICE HISTORIQUE ET LITTÉRAIRE SUR LES DEUX PREMIÈRES PHARMACOPÉES BELGES DE BRUXELLES ET DE GAND

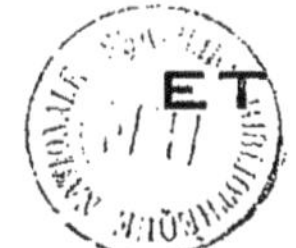

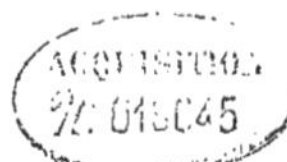

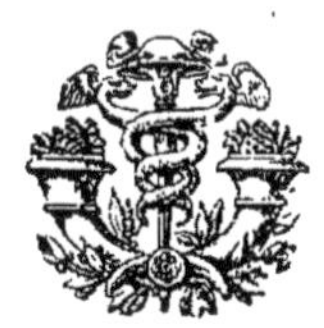

GAND
MAISON D'ÉDITIONS ET D'IMPRESSIONS
AD. HOSTE
RUE DU CALVAIRE, 21-23

1913

NOTICE HISTORIQUE ET LITTÉRAIRE SUR LES DEUX PREMIÈRES PHARMACOPÉES BELGES, DE BRUXELLES ET DE GAND,

par MM. C. HELDENBERGH et D. STRAUVEN.

Mon ami et collaborateur, M. STRAUVEN, D[r] en pharmacie, et moi, nous avons eu la bonne fortune de mettre la main sur deux exemplaires authentiques des deux premières pharmacopées belges, l'une de Bruxelles, l'autre de Gand.

La première de ces pharmacopées, celle de Bruxelles, propriété de M. STRAUVEN, a paru en 1641 ; la seconde, celle de Gand, détenue par la Bibliothèque de l'Université de cette ville, a fait son apparition en 1652.

Ecrites en latin, elles portent respectivement le titre : Pharmacopœa Bruxellensis ; Antidotarium Gandavense [1].

L'apparition de ces deux pharmacopées fut un événement historique ; l'inauguration en eut lieu en grande pompe, en

---

(1). Nous tenons ici à remercier bien cordialement M. VAN DEN BERGHE, l'un des bibliothécaires en chef de la Bibliothèque de l'Université de Gand, de la tâche délicate d'avoir réussi à retrouver, parmi tant de livres anciens, celui que nous convoitions : l' « Antidotarium Gandavense ».

Ce titre insolite et quelque peu apocalyptique défiait singulièrement les efforts du bibliographe, et c'est bonheur que, dans la suite des temps, à partir de la deuxième édition (1663), il ait disparu pour être remplacé par le titre, plus approprié et plus universellement adopté : Pharmacopœa.

M. l'abbé DELANNOY, l'un des bibliothécaires en chef de la Bibliothèque de l'Université de Louvain, nous informe, par correspondance, que, dans cette bibliothèque, il n'existe aucune édition de pharmacopée de Louvain, antérieure aux éditions des deux premières pharmacopées de Bruxelles et de Gand, bien que ladite Université date de 1426.

Het « Nieuw Licht der Apothekers » petit recueil de pharmacie, propriété de M. le pharmacien DE NOBELE, et paru à Ypres en 1515, n'est qu'une reproduction en flamand et plus ou moins condensée de la grande œuvre italienne, du Dr QUIRICO, écrite en latin, et dont l'original, vu et contrôlé par M. DE NOBELE lui-même, repose à la Bibliothèque nationale de Paris.

Une telle œuvre manquant le but principal, l'origine belge, est disqualifiée pour prétendre à un droit de priorité quelconque, soit d'ancienneté soit d'originalité.

séance très solennelle, devant les très illustres Seigneurs du Sénat de l'époque et aussi devant les principaux Magistrats de ces deux villes.

Chacune de ces pharmacopées comprend trois parties : une partie littéraire : une dédicace, des odes ou chants poétiques à l'adresse des médecins auteurs des pharmacopées; une partie professionnelle, pharmaceutique, qui dénote une richesse de préparations médicamenteuses vraiment surprenante et parfaitement suffisante ; une partie législative, une sorte de code établissant une série de dispositions légales et même pénales en vue de réglementer les professions de médecin et de pharmacien.

La dédicace de la pharmacopée de Bruxelles, la première en date, est d'une portée littéraire élevée; elle reflète en cela l'importance, la prééminence de la cité dont elle émane, la capitale.

Elle porte la signature de quatre médecins : MM. J. Jocquet, P. de Hullegarde, L. Fabri et J. de Lau.

A noter parmi les poésies, qui toutes sont intéressantes et d'une belle envolée, l'admirable chant poétique du typographe, de l'imprimeur, qui s'affirme à la fois un homme de lettres peu commun, un humoriste consommé, plein de verve et d'actualité.

Des chronogrammes, chargés de beaucoup de finesse d'esprit et de haute philosophie, y éclatent, maintes fois, en un joyeux feu d'artifice.

Si Gand, la capitale des Flandres, offre, par l'organe de sa première pharmacopée, une dédicace d'un caractère plus simple, plus modeste, si elle semble dédaigner les fleurs littéraires ou de rhétorique, elle ne peut renier son passé de ville des fleurs naturelles et, à ce titre, illustre les pages de son livre de luxuriants bouquets de fleurs artistiques. Le caractère facétieux et pétulant du Gantois s'y annonce par un heureux et savant calembour à propos du nom du Dr Van den Vivere, l'auteur principal de l'ouvrage, ainsi que par quelques spirituels et divertissants chronogrammes.

Par contre, et en manière de compensation, elle nous présente une œuvre de grande envergure littéraire et philosophique, due à la plume du célèbre Jésuite, Hosschius, bien connu dans le monde des Sciences et des Lettres.

La dédicace gantoise a été rédigée par trois médecins : MM. F. Vanden Vivere, J. Stalins et G. Rissoens.

Comme la partie pharmaceutique, assurément très intéressante et richement pourvue, présente un intérêt double : un intérêt d'actualité, de ce que quelques préparations pharmaceutiques de l'époque ont passé dans la pharmacopée actuelle, et un intérêt d'art rétrospectif qui légitimerait de cette question encore inabordée une étude particulière et soigneusement fouillée, force nous est d'en rester là, par la raison que notre désir n'est pas de reculer à plaisir les limites du cadre assigné au présent travail.

Reste la partie législative et pénale, un monument de réglementation, qui mérite une mention spéciale, une reproduction intégrale. Elle fournira plus d'un enseignement utile à nos unions professionnelles actuelles.

En face d'une telle tentative de solennelle réhabilitation des professions de médecin et de pharmacien, il nous reste à remplir un doux et impérieux devoir : celui d'adresser une parole émue et reconnaissante à ces illustres et vaillants lutteurs de la première heure, à ces pionniers de la civilisation scientifique, les précurseurs incontestables de l'organisation académique et légale de notre Art médico-pharmaceutique dans notre pays.

Ce sont eux qui, les premiers, ont réussi à planter avec succès, en Belgique, le drapeau glorieux de la Science officielle et orthodoxe, voulant ainsi mettre un terme à cette vile et dangereuse exploitation des maladies de l'homme, des vies humaines, au plus grand profit, jusque-là, de la Pseudoscience, de l'Empirisme ou du Charlatanisme.

A eux, les dignes, les méritants et trop oubliés disciples d'Hippocrate et de Galien, l'hommage vénéré de notre admiration, de notre éternelle gratitude !

***

Ce préambule ou prologue, était en quelque sorte nécessaire pour amener le lecteur à mieux saisir la substance des matières qui vont suivre et qui concernent l'exposé de quelques extraits intéressants et typiques des deux pharmacopées.

Le plan est simple : présenter successivement les deux dédicaces avec leurs textes respectifs, latin et français, original et traduit, en regard ; puis, quelques poésies de circonstance ; et enfin, la double législation qui a régi, au XVIIe siècle, le Corps des médecins-chirurgiens et des pharmaciens, et aussi le Corps quelque peu intéressant des barbiers des villes de Bruxelles et de Gand.

La Société de médecine de Gand, ayant sollicité à juste titre, par l'organe de son dévoué secrétaire Tytgat, la primeur de ce travail, nous nous rendons volontiers à son louable et bienveillant désir.

D'autant plus volontiers même que pareille invitation conférant un droit d'hospitalité dans les Annales de ladite Société, présenterait deux avantages importants : en outre de donner un plus grand lustre, une plus grande force de publicité à l'œuvre originale, elle permettra une manière plus honorifique de glorifier la mémoire, le mérite et le talent des illustres médecins qui y ont collaboré.

I.

PHARMACOPŒA BRUXELLENSIS

— Dedicatio —

Nobilissimo Amplissimoque Senatui Bruxellensi.

Prœtori,

D. Joanni Francisco van der Ee,
Equiti, Toparchœ de Meys, etc.

Consuli,

D. Friderico de Marselaer,
Equiti, Toparchœ de Parck, Eelewijt, Harzeaux,
Oicke, Borre, Loxem, Neder-ockerseel, etc.

Senatoribus,

D. Claudio van der Eycken, Equiti,
Toparchœ de Nederlo, etc.
D. Francisco de Dongel Berge,
Equiti, Toparchœ de Herlaer, Zilbeke, Rasegem etc.
D. Joanni de Fourneau, Equiti, Toparchœ
de Kruijckenborgh, Wambeke, Lombeke, Ternalt etc.
D. Adriano van Bausene, Toparchœ de Brack, Hoijlaer,
etc.
D. Guilielmo de Blitterswijck, J. V. Licentiato.
D. Œgidio Alberto van Male, J. U. Licentiato
D. Nicolao Hartio, J. V. Licent.

Thesaurariis,

D. Henrico Carolo de Dongel Berge, J. U. Licentiato.
D. Philippo van der Stegen, J. U. Licentiato.

Syndico,

D. Joanni Baptistæ van Ginder Taelen, J. U. Doctori.

Præfecto Aquœ-ductus,

D. Balthazari de Laureten,

Consuli ex ordine Civium,

Francisco Corluij.

Quæstoribus,

Petro Geerems.
Petro Van Cutsem.
Thomæ de Sadeleere.
Danieli Raesens.

QuestoribusAquœ-ductus,

Joanni le Mire,
Joanni van Bronchorst.

Consiliariis,

Guilielmo Borremans.
Joanni van der Moesen.
Judoco van Eghem.
Hieronymo van Caverson.
Andreæ van der Heijden.
Joanni van den Dijcke.

NOBILISSIMI, AMPLISSIMIQUE DOMINI,

Humanum genus, ob Protoplasti inobedientiam, hereditario principiorum suorum duello mulctatum, cùm tandem mortis vectigal persoluturum, ter Opt. Max cognovisset Deus, ut justitiæ rigorem, misericordiæ suæ benignitate attemperaret ; ex ineffabili clementiæ suæ thesauro, liberali manu Medicinam produxit, quæ divinâ suâ vi, inter animi et corporis, intestina bella instar prudentis Legislatoris, fædera sanciret, et pacem confirmaret. Quâ dote cumulatus et beatus homo, cæpit ex eâ tanquàm ex Amaltheæ cornu, omnigenam Radicum, Herbarum, Fructuum, Florum, Succorum, et variorum Mineralium naturam, vires, et efficaciam investigare, et per experimenta comprobata et sarta reddere, ut desideratum medendi finem assequeretur : et sic morborum, tijrannidé liberatus, rationis Majestate (cujus ipsi cum Deo societas est) ad imperium, virtutem, ac civilem consuetudinem uteretur, et in amænissimo sanitatis viridario, vitam degeret, et exspatiaretur. Quid enim in hâc vitâ gratum, quid jucundum, quid pretiosum æstimandum est, si sanitatis beneficio destituatur? Ab hâc unâ et Regum sceptra, et diademata, et Crœsi opes, et Attalicæ deliciæ, eàm quam habent gratiam sibi conciliant, et mutuantur. Quare jure meritissimo et affectu paterno, Vos, Amplissimi ac Nobilissimi Domini, habitâ sanitatis publicœ animadversione et considerata ejus prœstantiâ, in Artem Pharmaceuticam, quæ Medicinæ pars integralis existit, oculos conjecistis, ut tutò et prudenter porrò excolatur et administretur ; quandoquidem vel minimus error in Medicamenti mutatione, pondere, vel miuimus error in Medicamenti mutatione, pondere, vel qualitate commissus, in œgrorum perniciè vergere possit. Verum enim verò non solùm considerastis tam grave periculum inducias non ferre, et promptum auxilium efflagitare ; sed etiam, uti arbitramur, Pharmacopœorum multitudinem observastis, quæ paucis ab hinc annis in tantam frequentiam excrevit, ut tanquàm ex Equo Troiano prodiisse videantur : Ut autem multitudo confusionis, sic confusio errorum causa est. Frequentia autem causa, non solùm, nostro judicio censeri potest facilitas admissionis, Artis Pharmaceuticœ ignaris commissæ ; sed etiam examinis, et visitationis Officinarum, immunitas, et in vendendo pretiorum libertas. Quibus calamitatibus ut maturè provideretis et ipsi Arti Pharmaceuticæ insalubri, et si ita dicere liceat, actionum suarum languore laboranti, opem ferretis ; Nos Medicos humiles vestros subditos, nihil tale ambientes, sed ne quidem cogitantes, pro curâ et sollicitudine vestrâ, provocastis, et instituistis, ut quantò ocijus. Pharmacopœam concinnaremus, quâ Ars vacillans ita stabiliretur, ut omni ex parte tuta, firma ac vera deinceps subsisteret. Nos autem invenistis quasi ignem quemdam, qui facilè concepimus, quia materia apta erat ad honestam et salutarem flammam. Itaque quo labore, quâ diligentiâ, hanc Spartam suscepimus, ut eam suo nitori non tantùm restitueremus, sed prœterea amplificaremus, additis variis prœscriptionibus quæ hactenùs inter privatos parietes tanquàm secretiores, delituerunt, scilicet vestro etiam affectui nostrum adjungentes, ut bonum, quod juxtà Philosophum, sui diffusum esse debet, eò fieret melius, quò promptius et communius. Nos verò, quem afflatu vestro concepimus, fœtum exhibemus, cui à nobis materia, à vobis forma accessit. Quare cùm vester sit, eum amplectimini, et in sinu fovete, ut in utilitatem omnium non solùm adolescat, sed jam grandior, id est, notior factus, altâ voce intonet, Vos primos totius Brabantiæ Authores exstitisse, quibus Respublica tanto, et tot retrò annis desiderato beneficio gauderet et frueretur. Utinam et altera, sed non minùs necessaria Reipublicæ gratia accedat, ut scilicet constituto Medicorum Rationalium Collegio, non Pharmacopœorum tantùm, sed et Chijrurgorum et Barbitonsorum (inter quos non exigua est differentia) is ordo constituatur, ut intrà Artis suæ cancellos se quisque contineat ; et quos hactenus libertas à rationis orbitâ peregrinatum seduxit, Authoritas vestra reducat, aut pœnâ coërceat : At Pseudo-medici et Impostores, qui nimis frequentes hîc praxim exercent, nullo solemnis Admissionis titulo muniti, loquentiœ multùm, eloquentiœ et sapientiœ nihil habentes, et verborum quàm rerum studiosores, prorsùs ablegandi, et è Republicâ eliminandi sunt. Quid enim aliud agunt quàm credulorum loculos emungere, œgros vitæ periculo exponere, calumniari, et remedia proborum Medicorum diffamare quœ multis saluti fuêre, et esse possunt ? Et tales plerumque videmus, vel solùm verrere coactos, vel paupertate pressos, desperatis rebus suis, ad

Artem Medicam, tanquàm ad Altricem miserrimorum hominum confugere. O quàm ingentem animis nostris concipimus dolorem, quando istorum fraudes, errata, et ne dicamus homicidia, per tot annos impunè commissa, recolimus ac ruminamus! Vestrûm est, Patres Amplissimi et Nobilissimi, Decreto publico, hisce malis medelam adferre; ut certò pateat non solùm Vos publicam salutem, sed et justorum Medicorum honorem cordi duxisse, qui ab ex legibus Pseudomedicis, eò contemptus devenit, ut extrema illi ruina instare videatur; Et tandem aliquando Posteris, nil nisi personatos Medicos, sitis relicturi. Scimus quòd multi hoc Opus quantum poterunt sugillabunt, et in ejus imperfectionis fomitem, e chalijbe livoris sui, ardentes scintillas excutient, sed uti speramus obliquas, aut evanescentes. Hos tamen nihil moramur, dummodò bonis prodesse valeamus. Cœterùm (ut tandem manum de tabulà) Pharmaceuticum hunc Librum, quem vestro hortatu conficiendum suscepimus, in debiti obsequii fidem et honorem, Civium gratiam et œgrotantium utilitatem, eâ benignitate à nobis excipite, et authoritate tuemini, quâ benè de Vobis et totâ Republ. merendi voluntate, ipse Vobis offertur et dedicatur. Deus ter Opt. Max. Vos omnes in Nestoreos annos incolumes conservet. Hoc unanimi affectu exoptant,

Nobiliss. Ampl.num Vestr.
Humillimi Clientes et Subditi,
Joannes Jocquet, Paulius de Hullegarde,
Ludovicus Fabri, Joannes de Lau,
Doctores Medici Bruxell.

Ex Musœo nostro 10 Junii 1641.

PHARMACOPÉE DE BRUXELLES.

— Dédicace —

TRÈS NOBLES ET TRÈS ILLUSTRES SEIGNEURS,

Le genre humain fut puni par la faute héréditaire de ses ancêtres : la désobéissance d'Adam. Cependant, Dieu trois fois infiniment bon et puissant, ayant voué tout être fini au sort fatal de la mort, de sa main généreuse et par le trésor ineffable de sa clémence, créa l'art de guérir : afin de tempérer par la libéralité de sa miséricorde, la rigueur de sa justice et afin aussi de faire cesser, à la faveur de cet art et à l'exemple d'un prudent législateur, les dissensions entre l'âme et le corps, et d'instaurer ainsi la paix.

L'homme en possession heureuse de ce don, et grâce à lui, se mit à rechercher, puisant comme dans une corne d'abondance, la nature en général, des racines, herbes, fruits, fleurs, sucs et des différents minerais, leurs vertus et leur efficacité. Par des expériences multiples et probantes, il tâcha d'obtenir la terminaison favorable des maladies : afin qu'ainsi délivré de leur tyrannie, il pût faire usage de la puissance de son intelligence — par laquelle il est en communauté avec Dieu — au profit des gouvernants, du bien-être moral et pacifique des citoyens, et pour passer et prolonger son existence dans le plus parfait état de santé. Car, que doit-on en cette vie, estimer d'agréable, de joyeux, de précieux, lorsqu'on est privé du bienfait de la santé ? C'est par elle seule, et grâce à son concours, que les sceptres royaux, les diadèmes, les richesses de Crésus et les somptueux délices d'Attale acquièrent ce charme qui leur est propre.

C'est pourquoi, par votre très digne autorité et votre paternelle affection, Vous, très grands et très nobles Seigneurs, par votre souci continuel de la santé publique, et vu son importance, vous avez daigné jeter les yeux sur l'art pharmaceutique, branche importante de la médecine, avec l'intention désormais de le rendre plus parfait et de lui donner une direction sûre et sage.

En effet, la plus petite erreur commise soit dans l'échange d'un médicament, soit dans le poids ou la qualité, peut entraîner la perte des malades.

Vous n'avez pas seulement estimé qu'un si grave péril ne dût souffrir de délai et exiger un prompt remède, mais, comme nous le remarquons, vous avez également considéré le grand nombre de pharmaciens qui, en cette ville, ont augmenté, en peu d'années, d'une quantité telle, qu'ils semblent sortis du cheval de Troie : et, de même qu'une multitude de choses prête à la confusion, de même la confusion conduit à l'erreur. Or, à notre sens, la cause de pareille affluence doit être attribuée non seulement à la facilité d'admission accordée aux ignorants de l'art pharmaceutique, mais encore à l'exemption d'examen et d'inspection des officines, ainsi qu'à la trop grande liberté dans le prix de vente.

Vous avez prêté votre concours à conjurer promptement ces calamités et à pourvoir à l'art pharmaceutique actuellement dangereux, si l'on peut dire ainsi, art dont l'organisation était débile.

Vous nous avez proposé, nous, humbles médecins, vos subordonnés, sans aucune ambition personnelle mais tout préoccupés de vos intérêts, de publier le plus vite possible une pharmacopée, afin que cet art jusqu'ici chancelant, fût dorénavant consolidé dans toutes ses parties, grâce à un appui ferme et éclairé. Vous nous avez communiqué ce feu qui nous a facilement enflammés, parce que la matière était apte à engendrer une flamme honnête et salutaire.

C'est pourquoi nous nous sommes chargés de cette Sparte, non seulement pour la rétablir dans sa splendeur, par notre sollicitude et notre diligence, mais encore pour la faire plus belle et plus grande en l'enrichissant de diverses prescriptions restées à ce jour dans l'ombre, dans des endroits secrets, et connus seulement de quelques privilégiés.

Nous avons jugé, à votre exemple, que tout ce qui est utile doit, comme le veut la sagesse des nations, être divulgué et qu'une œuvre est d'autant plus méritoire, qu'elle est exécutée plus promptement au profit du bien public.

Nous vous présentons donc l'enfant conçu par votre inspiration : il nous ressemble par la matière; il vous ressemble par l'intelligence.

Puisque c'est le vôtre, prenez-le dans vos bras, chauffez-le contre votre sein, afin qu'il grandisse non seulement dans l'intérêt de tous, mais que devenu plus grand, c'est-à-dire plus connu, il déclare d'une voix tonnante : Que vous êtes les premiers Sénateurs de tout le Brabant auxquels le gouvernement est redevable de la faveur et de la jouissance d'un bienfait convoité depuis de si longues années.

Puisse un autre don échoir également au gouvernement : telle la constitution d'un Collège de médecins, telle aussi l'institution d'un Ordre de pharmaciens, de chirurgiens et de barbiers — entre lesquels il y a une grande différence — qui fasse en sorte que chacun se tienne dans les limites de son art et que votre autorité puisse retenir ou tout au moins punir ceux qui se seraient permis de sortir de la sphère de leurs attributions.

Quant aux faux médecins et imposteurs qui exercent ici trop fréquemment la médecine, en l'absence de tout titre d'admission officielle, possédant beaucoup de loquacité mais nulle éloquence ni science et plus savants en paroles qu'en actions, ils doivent être bannis impitoyablement du territoire. Car, que font-ils, sinon vider la bourse des crédules, compromettre la vie des malades, calomnier et diffamer les remèdes des médecins honnêtes, remèdes qui ont rendu et qui continuent de rendre, à bien des gens, la santé ?

Trop de fois, en effet, nous voyons de ces infortunés exploités, réduits au désespoir, et qui, après avoir dissipé tous leurs biens, recourent à l'art médical, comme les plus malheureux des mortels à l'Assistance publique. Oh ! quelle immense douleur s'empare de notre âme, lorsque nous nous rappelons et que nous réfléchissons aux fourberies, aux abus et pour ne pas dire, aux homicides commis, impunément, durant tant d'années !

C'est à vous, très illustres et très nobles Sénateurs, d'apporter, par un décret public, du remède à ces maux, afin que manifestement on sache que vous avez pris à cœur, non seulement la santé publique, mais encore l'honneur des vrais médecins : honneur qui avait été, de la part des faux médecins, l'objet de tant de mépris, qu'il semblait bien près de disparaître. Vous confirmez par là votre volonté de ne léguer à la postérité que des médecins légitimes.

Nous n'ignorons pas que nombreux sont ceux qui diffameront sans trêve et sans merci ce travail, en faisant converger vers lui les ardentes étincelles parties du fer rougi de leur envie, sous le seul prétexte qu'il est imparfait et partant critiquable.

Mais, ainsi que nous l'espérons, ces étincelles feront fausse route et demeureront stériles.

De ces gens-là, d'ailleurs, nous n'avons cure, pourvu que nous puissions être utiles aux personnes honnêtes.

Quoi qu'il en soit, veuillez accueillir avec bienveillance, de notre part, cette pharmacopée — comme une œuvre légale — que nous avons entrepris de réaliser sur vos instances, sous la foi et l'honneur d'une dette d'obéissance, en faveur des citoyens en général et des malades en particulier.

Protégez-la de votre autorité.

Ce livre vous est offert et dédié avec l'intention de bien mériter de Vous et de l'Etat tout entier.

Que Dieu trois fois infiniment puissant, vous conserve tous en bonne santé durant de longues années.

C'est ce que vous-souhaitent ardemment et d'un sentiment unanime,

De vos très nobles et très illustres Personnes,
Les très humbles vassaux et sujets:

J. Jocquet, L. Fabri,
P. de Hullegarde, J. de Lau,
Médecins bruxellois.

Fait en notre Académie, le 10 juin 1641.

Typographus ad Librum.

Io, parve Liber, sine me liber ibis in Urbem,
Festina quò te Terra vel Unda vocant.
Te moribundus eget Gallus, te Spirat anhelus
Belga, et languenti te sitit ore Brito.
Jam larvata satis latuit Medicina sub umbris,
Ignaràque fuit contemerata manu.
Jam Medicum sciolus Myropola sat egit apertum,
Corpusque et loculos munxit Agyrta dolo.
Jam satis assiduo Medicorum trita labore,
Sudasti in Prœlo, Pharmacopœa, meo.
I prodi in lucem, primàque salute Senatum.
Invise, hœcque tuo Pharmaca pande sinu.
Tum Procerum munita fide, pete protinus Aulam
Principis; hic etiam Pharmacotheca viget.
Inde per Ausoniam, per Iberas tutior oras,
Ignota per Antipodum visere regna potes.
Nulla tibi poterit nebulosi injuria cœli,
Nulla venenato lingua nocere malo.
Tinxi Atramentum Resina, Terebintho, Oleoque,
Ne sit ab imbre tuis facta litura typis.
Toxica si Momi timeas, Andromachus adstat;
Ille tibi Antidotum Theriacale dabit.

Joan Mommartius,
Typographus Bruxell.

LE TYPOGRAPHE A SON LIVRE.

O petit Livre ! sans moi tu n'iras libre dans la Cité,
Va incontinent là où la Terre ou l'Onde t'appellent.
Le Français moribond soupire après toi, le Belge épuisé te désire,
Et l'Anglais, au visage languissant, brûle de te voir.
Déjà assez longtemps, la Médecine méconnue fut laissée dans l'ombre
Et profanée par une main inexperte.
Déjà assez longtemps, le Parfumeur demi-savant a agi en vrai médecin
Et le Charlatan exploité et les gens et les bourses.
Déjà assez longtemps, triturée par le travail assidu des médecins,
Tu as peiné dans ma presse, O Pharmacopée !
Va et ne crains pas le grand jour, rends visite d'abord au Sénat,
Et là de ton sein étale les remèdes.
Ensuite, fort de l'appui des Grands, rends-toi sur-le-champ à la Cour du Prince,
Où la Pharmacopée aussi est en honneur.
De là plus sûrement tu peux visiter les Antipodes,
En traversant d'abord l'Italie et l'Espagne.
Nulle inclémence d'un ciel orageux ne pourra te nuire,
Nulle langue non plus de son venin malicieux.
J'ai mêlé à l'encre de la Résine, de la Térébenthine et de l'Huile,
Afin que tes caractères ne s'effacent au contact des ondées.
Si tu crains les poisons de Momus (1), Andromaque est avec toi,
Il te donnera l'Antidote Thériacal .

JEAN MOMMARTIUS,
Typographe bruxellois.

(1) Momus, dieu de la raillerie.

AD INVIDUM.

Nulla tui rancoris habet me, Zoyle, cura,
Ut miser invidiâ, sic caret iste Liber ;
Nulla voluptatum seges hic describitur, ergo,
Materiâ invidiœ, deficiente, tace.
Carpere cuncta soles, et fercula, quœ Liber iste.
Apponit, buccœ, sunt satis apta, tuœ :
Pleraque amara coquit, malè olentia plurima, menti
Vult tamen interea, consuluisse, tuœ.
Nam parat helleborum, virus, stolidamque medullam,
Qui cerebri poterit, purificare, tui.

A L'ENVIEUX.

Je n'ai aucun souci de ta rancune, O Zoïle (2) !
De même que le miséreux, ce livre ne suscite nulle envie ;
Ici on ne décrit et on ne récolte rien de passionnant,
Donc, faute de matière enviable, tais-toi.
Tu as coutume de blâmer toutes choses,
Et les mets que ce livre apprête sont suffisants pour ta bouche.
La plupart, il les présente cuits et amers, certains sont de mauvaise odeur,
Et cependant, il veut les soumettre à ton jugement.
Car il prépare l'extrait d'Ellébore
Pour purifier la sotte substance de ton cerveau.

---

(2) Zoïle, dieu de la critique envieuse et partiale.

STATUTA.

Amplissimi
Magistratus
Bruxellensis,
Medicos, Chyrurgos, Pharmacopœos
concernentia :

A supremâ Brabantiœ Curiâ recognita, et approbata.

Quandoquidem varii et intollerabiles errores, in prœstantissimam medendi Artem passim et impunè irrepsère, non sine magno Reipublicœ detrimento, et nulla exstaret Lex neque Regula, quœ illos coerceret : Nos Prœtor, Consules, Scabini, Thesaurarii, Receptores, Consiliariique Oppidi Bruxellensis, Reipublicœ saluti prospicere volentes, et tot malis incommodisque prompto aliquo remedio occurrere, maturâ et seriâ deliberatione statuimus, ut sequentes in posterum Articuli, hac in Urbe Bruxellensi, exactè et rigidè observentur, sub muletis infrà decernendis, quœ quadripartito dividentur, ut prima pars cedat Principi, altera Urbi, tertia Collegio Medicorum, et reliqua denunciatori.

I.

Ut Medici qui hâc in Urbe praxim exercere volent, Hyppocraticam Galenicamque doctrinam, veram scilicet et rationalem, in probatâ Academiâ didicerint, ejusque muniti sint solemni privilegio, idque exhibeant Magistratui, et Doctori Urbis jurato, antequam sese ad praxim accingant, statutis Belgarium Principis et hujus Civitatis parere parati.

II.

Chyrurgi, et Tonsores ea solummodò munia circa œgrotos perficiant, quœ ipsorum professioni debentur : Itaque neque venam secare, neque Medicamenta purgantia œgris exhibere audeant, sine rationalis Medici prœscripto, multò minùs Mercurialia aut Antimonialia prœparent, exhibeant, aut vendant. Idque sub pœna viginti florenorum pro primâ vice, duplicandorum pro secondâ, et officinœ occludendœ ad mensem, pro tertiâ.

III.

Quòd si grave aliquod symptoma circa vulnera, ictus, puncturas, contusiones, ossium fracturas, aut prœcipites ab alto casus contigerit, suis non fisi judiciis, unum vel plures, è Medicinœ Doctoribus in consilium adhibeant.

IV.

Et si de Lithotomiâ, de Cataractœ decussione, de Polypi excisione, vel similibus quœstio sit, non nisi vocatis et prœsentibus Medicis has curationes aggrediantur, sub mulctâ viginti quinque florenorum, duplicandorum et applicandorum, ut supra.

V.

Quotquot verò deinceps Arti Pharmaceuticœ operam daturi sunt, Latinœ linguœ peritos esse oportebit; ita ut non tantùm Medicorum Paradigmata, sive Receptas, quas vocant, sed etiam Authorum libros, Institutionem Artis, et Argumentum medicum tractantes, et hanc imprimis Pharmacopœam nostram ritè percipere queant.

VI.

Deinde tres annos continuos, sub uno eodemque Magistro, Tyrocinio impendant, duos prœtereà praxi : quibus expletis, et Testimonio fidelitatis et diligentiœ accepto, se prœsentabunt, prœfato Medicorum Collegio, ex quo et Pharmacopœorum ordine designentur, qui eos coram Commissariis Magistratus itidem examinent : examinatis tres quatuor vè compositiones in probam (ut vulgus loquitur) prœfigent; quibus confectis, variœ iisdem candidatis herbœ recentes offerentur eæ saltem quibus officina carere non potest, ut eas internoscant, et distinguant : Ac tandem si admissione digni videbuntur, solutis juribus, jurejurando quoque se solemniter obstringent, ad id, quod in Articulis eos concernit.

VII.

Admissi autem cavebunt, absque Medici prœscripto, Medicamenta electivè purgantia vel scammoniata curandis œgris divendere; vel Medicorum paradigmata immutare, aut quid pro quo substituere; quod si verò in lectione, sensu, aut formâ compositionis laborent, Medicum adibunt, qui eos dirigat, instruatque, sub mulctâ septem florenorum, duplicandorum, et dividendorum, ut antè.

VIII.

Nequaquam verò absque Medici probati et admissi licentiâ, venena, philtra, opiata periculosiora, aut abortum mensesque provocantia pharmaca, cuipiam porrigant, vel per ministros suos tradi permittant sub mulctâ septem florenorum eo modo quo statim.

IX.

Medicamenta officinalia ad normam nostrœ hujus Pharmacopœœ, quam componi et imprimi jussimus, quàm exactissimè prœparabunt : sed solemniores prœstantioresque compositiones, sive confectiones, non tentabunt, sine prœviâ inspectione et censurâ, sub mulctâ et modo, de quibus in duobus prœcedentibus articulis.

X.

Sin autem post Visitatorum absentiam Medicamenta seposuerint, vel pretiosiora ingredientia detraxerint, et exoleta in vicem eorum subrogaverint, aut laudibilem et debitam sive justam compositionis quantitatem per invalida ingeminaverint, pœnâ arbitrariâ, eaque gravi, mulctabuntur.

XI.

Medicamenta tam simplicia quàm composita juxta tenorem Taxœ nostrœ œstimata, vendant, nec pluris; si tamen curiosior quispiam pro arbitrio suo selectiores compositiones, aut pretiosiores destillationes sibi velit prœparari, quœ multum forsan operœ, et industriœ requirant, ea, bonâ fide et rationabili justoque pretio, vœneant.

XII.

Necessarium prœterea bono publico judicavimus, particularem aliquam Pharmacopœorum ordinem constitui, qui cameram suam, suosque Decanos (ad observantiam censuramque hujus Pharmacopœœ tantùm) habeant.

XIII.

Sublevandis etiam Pharmacopœis, utquè plures abusus qui mercemoniorum prœtextu irrepserunt, in posterum tollantur, aut prœscindantur, vetamus ne Aromatarii, vel alii quipiam Pharmacopolarum ordini non adscripti, Medicamenta ulla composita, qualia sunt Theriaca, Mithridatium, Hiera picra, aut ejusmodi pharmaca, amplius vendant, aut alibi confecta huc inferant, et hic distrahant, sub mulctâ rursus septem florenorum, duplicandorum quoties impegerint, et applicandorum ut supra.

XIV.

Mandamus prœterea, ut si qui Statutis hisce, tertiùm vocati coram Doctorum Collegio Decanisque, seu Pharmacopolarum, seu Chijrurgorum parêre recusarint, eosvè verbis, factisvè injuriosè contempserint, lœserintvè, primâ vice septem, secundâ bis septem, ac sœpiùs transgressi, interdicto officii sui, atque occlusione officinœ per integrum mensem mulctabuntur, mulctis, ut suprà, persolvendis dividendisque. Neque eorum ullus à judice audietur, nisi primùm satisfecerit.

XV.

Atque in Decreti hujus exactiorem observantiam jubemus à Collegio medico quotannis Prœfectum sive Superiorem eligi, cui etiam in subsidium Vicarius detur, qui cum pharmaciœ Decanis, bis in anno, dum prœdicto Collegio videbitur, Pharmacopolia Urbis visitent, et medicamenta tam simplicia, quam composita, ritè diligenterque explorent, et vetera et exoleta, œtatemque supergressa amoveant, et in nihilum redigant, atque in locum eorumdem nova et integra curent subrogari.

Jussu Dominorum Magistratus,
Signat
J. de Condé.
Et in concilio Brabantiœ
Signat
Loyens.

Statuts de la très noble Magistrature bruxelloise, concernant les Médecins, les Chirurgiens et les Pharmaciens : reconnus et approuvés par la Cour souveraine du Brabant.

Puisque de multiples et intolérables abus se sont produits de tous côtés et impunément, dans le très important art de guérir, non sans grand préjudice pour l'Etat et en l'absence de toute loi ou règlement en mesure de les réprimer :

Nous, Préteur, Consuls, Echevins, Trésoriers, Receveur et Conseillers de la ville de Bruxelles, voulant pourvoir au salut de l'Etat et prévenir par quelque prompt moyen tant de maux et inconvénients, avons ordonné, après mûre et sérieuse délibération que, désormais, les articles suivants seront scrupuleusement et rigoureusement observés en cette ville de Bruxelles, sous peine d'amendes, qui seront fixées et réparties en quatre parts : de manière que la première part ira au Prince, la deuxième à la Ville, la troisième au Collège des médecins et le reste au dénonciateur.

I.

Les médecins qui voudront exercer leur art dans cette ville, auront à étudier la doctrine d'Hippocrate et de Galien, c'est-à-dire la vraie et pure doctrine, dans une Académie approuvée et ils seront munis du certificat officiel émanant de celle-ci, pour le produire par devers le magistrat et le médecin juré de la ville, avant de s'adonner à la pratique, et prêts à respecter les statuts du Prince des Belges et de cette cité.

II.

Par rapport aux malades, les chirurgiens et les barbiers ne s'acquitteront exclusivement que des fonctions propres à leur profession : ils ne se permettront donc pas de pratiquer la saignée, ni de délivrer aux malades des purgatifs, sans prescription du médecin ; beaucoup moins prépareront-ils, offriront-ils ou vendront-ils des préparations pharmaceutiques à base de mercure ou d'antimoine, ceci sous peine d'une amende de vingt florins pour la première infraction, du double pour la deuxième et de fermeture de leur boutique pendant un mois pour la troisième.

III.

S'il se présentait quelque symptôme grave en ce qui concerne les plaies, les coups, les piqûres, les contusions, les fractures ou un accident consécutif à une chute d'un lieu élevé, ne se fiant pas à leur propre jugement, ils prendront conseil d'un ou de plusieurs docteurs en médecine.

IV.

Et s'il s'agit de Lithotomie, d'opération de Cataracte, d'extirpation de Polype, ou d'autres cas semblables, ils n'entreprendront pas ces traitements, sans recourir à la présence d'un ou de plusieurs médecins, sous peine d'une amende de vingt-cinq florins, à doubler et à procéder comme ci-dessus.

V.

Tous ceux qui, désormais, voudront pratiquer l'Art pharmaceutique, devront connaitre le latin, non seulement pour être en mesure de bien comprendre les formules ou prescriptions médicales, mais encore les auteurs traitant de l'enseignement de l'Art et de la Médecine, et principalement notre Pharmacopée.

VI.

Ils s'adonneront ensuite, pendant trois années consécutives, à leur apprentissage chez le même maitre, et feront en outre deux années de pratique; celles-ci révolues et munis d'un certificat de fidélité et d'assiduité, ils se présenteront devant le Collège des médecins et celui des pharmaciens, qui désigneront les examinateurs, auxquels seront adjoints également les délégués de la Magistrature: ceux-ci feront exécuter aux candidats trois ou quatre préparations pharmaceutiques; puis, on leur présentera différentes herbes fraîches, de préférence celles dont la connaissance est la plus indispensable au pharmacien; ils devront les reconnaître et les distinguer: ayant, enfin, satisfait et ayant été jugés dignes d'admission, ils prêteront par la même occasion serment de s'engager, au point de vue légal, à observer ce qui les concerne.

VII.

Même admis, ils se garderont, sans ordonnance de médecin, de vendre en détail aux malades en quête de soins, des purgatifs ou des médicamants à base de scammonée; ils ne pourront pas de même modifier la formule des médecins ou y substituer quoi que ce soit : mais s'ils éprouvent de la difficulté à comprendre la lecture, la signification ou la forme de la préparation, ils consulteront le médecin, afin d'en obtenir les éclaircissements nécessaires; sous peine d'une amende de sept florins, à doubler et à procéder comme ci-dessus.

VIII.

Certès, sans l'autorisation d'un médecin connu et légitime, ils ne délivreront d'aucune manière, des poisons, des aphrodisiaques, des opiats dangereux ou des drogues pouvant provoquer l'avortement et les menstrues, et il en sera de même de leurs aides, sous peine d'une amende de sept florins, à appliquer selon les articles des statuts.

IX.

Ils prépareront les médicaments officinaux selon le formulaire de notre Pharmacopée officielle et ils exécuteront ces préparations avec le plus grand soin; mais ils n'essayeront pas de faire des préparations plus importantes ou plus compliquées, sans inspection et permission préalables, sous peine des mêmes amendes mentionnées dans les deux articles précédents.

X.

Mais si, en l'absence des inspecteurs, ils avaient mis à l'écart des médicaments ou soustrait des ingrédients plus précieux, pour leur substituer des substances surannées, ou avaient doublé la stricte et juste quantité de la composition par des ingrédients de moindre activité, ils seront condamnés à une peine à arbitrer, et celle-ci grave.

XI.

Ils vendront les médicaments, tant simples que composés, au prix fixé par notre tarif, et pas davantage; si, toutefois, quelque client plus exigeant désirait, par fantaisie, obtenir pour lui des préparations de premier choix ou des distillations de plus de valeur, requérant par hasard beaucoup de soins et d'attention, elles seront vendues de bonne foi et à un prix raisonnable et honnête.

XII.

Nous avons en outre jugé nécessaire pour le bien public, de créer quelque ordre particulier de pharmaciens, qui possèderont leur Chambre et leurs Doyens — autant pour l'observation que pour le maintien intégral de cette Pharmacopée.

XIII.

Devant également venir en aide aux pharmaciens et afin, désormais, de supprimer ou de redresser un grand nombre d'abus qui, sous prétexte de mercantilisme, se sont par trop répandus, nous interdisons aux épiciers ou à quiconque, n'étant pas pharmacien, de vendre des médicaments composés, tels que Thériaque, Mithridate, Hiera picra, ou médicaments de ce genre fabriqués ailleurs et importés ici pour les débiter, sous peine d'une amende, derechef, de sept florins, et successivement comme ci-dessus.

XIV.

Nous ordonnons en outre que, ceux qui, appelés par ces statuts, pour la troisième fois, devant le Collège des médecins et les Doyens, ou devant les Collèges des pharmaciens ou des chirurgiens, auront refusé de comparaître ou les auront méprisés ou offensés injustement par des paroles ou par des actes, ils seront condamnés pour la première insoumission à sept florins, pour la deuxième au double et lorsqu'ils auront transgressé plus souvent la loi, à la suspension de leurs fonctions et à la fermeture de leur officine pendant un mois, amendes qui seront payées et réparties comme ci-dessus. Et aucun de ceux-ci ne sera entendu par le juge, s'il n'a, au préalable, satisfait à sa peine pécuniaire.

XV.

Nous ordonnons de même pour l'observation plus précise de ce décret, que le Collège des médecins choisira, tous les ans, un Préfet ou Supérieur à qui sera adjoint également un suppléant, qui, de concert avec les Doyens de la pharmacie, visiteront deux fois l'an, selon la décision dudit Collège, les pharmacies de la ville, aux fins d'inspecter suivant les formalités d'usage et soigneusement les médicaments, tant simples que composés, d'enlever ceux devenus inactifs et surannés, de les détruire et de les faire remplacer par des médicaments frais et irréprochables.

Par ordre des Seigneurs de la Magistrature,
Signe
J. De Condé.
Et dans le Conseil du Brabant,
Signe
Loyens.

Conclusio.

Hœc itaque est prima Bruxellensis Pharmacopœœ facies ; quœ si erroris vel oblivionis maculis aspersa videbitur, neque satis adhuc à nobis detersa, ejus nitorem et speciem Posterioribus nostris commendamus : Nam ab iis quœ in Naturœ et Artis recessibus abdita sunt (cùm Ars Naturam imitetur) semper aliquid absolutius et perfectius exspectari potest ; quia inventis facile est addere. Intereà Catadromum aperuimus, per cujus stadium prompto subsequentium temporum cursu, Ars Pharmaceutica magis magisque perpoliri, et ad perfectionis suœ finem pervenire queat : id concedente Deo ter Opt. Max. omnis doctrinœ et salutis Authore, cui sit laus, gloria, et gratiarum actio in sempiterna sœcula.

Conclusion.

Voici donc la première édition de la Pharmacopée de Bruxelles. Si elle semble entachée d'erreurs ou d'omissions, ou pour le moment insuffisamment achevée par nous, nous nous en remettons à nos successeurs du soin de l'améliorer et de la perfectionner. Car on peut toujours espérer quelque chose de plus parfait et de plus achevé par ce qui est caché dans les arcanes de la nature et de l'art — l'art imitant la nature —, et ainsi ajouter facilement aux choses déjà découvertes. Nous avons toutefois frayé la voie suivant laquelle l'Art pharmaceutique est appelé, dans un avenir peu éloigné, à s'améliorer au point d'atteindre le maximum de sa perfection.

Ceci avec le consentement de Dieu, trois fois infiniment bon et puissant, créateur de toute science et de toute vie, à qui sont dues louanges, gloire et actions de grâces dans les siècles des siècles.

II.

ANTIDOTARIUM GANDAVENSE.

— Dedicatio —

Perillustribus
et
Magnificis Dominis,
Prudentissimis,
et
Vigilantissimis,
Reip. Gandensis,
Flandriœ Metropolis
Rectoribus.
Dno Alberto Huberto
De Guernoval, Equ. Baroni.
d'Eckelsbeke, etc.
Prœtori Primario.
Dno Iustiniano Triest,
Equ. Toparchœ Lovendeghem, Ruddershove, etc primi
Subsellii

Consuli.

D. Ioanni de Gruijtere, Equ. Dño d'Avijn.
D. Ioanni van Scheijnghen, Dño de Wijneghem.
D. Dionysio van Varnewijck, Dño de Diepenbrouck.
D. Thomœ Heylinck, Dño de Spiechelen.
D. Guilielmo Massyn, Dño de Goffengnee,
D. Ioanni Stalins, Medicinœ Doctori.
D. Iudoco Piers.
D. Iusto Billet.
D. Iacobo van der Beke.
D. Ioanni van Horne.
D. Francisco Odemaer.
D. Iacobo Goornaert.

Ejusdem Ordinis Senatoribus.

D. Ioanni Baers, Equ.
D. Iacobo du Lavrij.
D. Livino Doendens

A. Consiliis.

D. Gerardo van Overwaele
D. Ioanni Galle.
D. Thomœ Ghijselinck.
D. Michœli van Horne.
D. Antonio van der Luijthen.

A Secretis.

Nec non D. Ioanni Gerardo de Poillon.
Prœtori Secundario.

Dno Ioanni Van Wychuijs,
Dna de Wychuijs, Waelbrouck. etc.

Alterius Subselii Consuli.

D. Ioanni della Faille, Dño de Barlesteyn.
D. Francisco van den Vivere, Med. Doct.
D. Antonio Gillis.
D. Paulo Iacobo van den Putte.

D. Iusto van der Straeten.
D. Ioanni van Daele, Med. Doctori.
D. Ludovico de Poillon.
D. Martino van Deynze.
D. Paulo d'Hamere.
D. Ioanni van Hauweghem.
D. Philippo de la Ble.
D. Ioanni van der Beke.

Ejusdem Ordinis Scabinis.

D. Francisco de Coninck

A Consiliis.

D. Rocho Cruyl.
D. Francisco Antonio Blanckaert.
D. Georgio van der Houven.
D. Bernardo d'Oosterlinck.
D. Ioanni van der Vinck

A Secretis.

D. Ludovico van Hoobrouck, Dño d'Axelwalle, Thesaurario.
D. Petro Coornaert Balduini F°, Operum Publicorum Prœfecto.
D. Ioanni van den Berghe, Med. Doctori, Quœstori Exagogico.

Fœlicitatem perpetuam adprecantur.

Franciscus vanden Vivere.
Ioannes Stalins.
et
Gislenus Rissoens.
Medici Pensionarii Gandenses.

***

Nihil Nobis magis in voto diu fuit, Perillustres Amplissimique Proceres, quàm ut ostendere possemus publicum aliquod, nostrœ ergà Patriam, quœ nos genuit, quæ nos eduxit, quam regitis (Gandavum dicimus, Flandriœ Metropolim) gratitudinis, et benevolentiæ Testimonium. Porrò. cùm œquè Nobis cordi sit, vestrœ, et omnium inhabitantium incolumitati consulere, quâ nihil homini potest esse carius) et videamus in componendis medicamentis, et prœsertim laxantibus, multas opinionum diversitates, (quotidie enim dissentiendi studium novas sectas parit :) visum est, ad imitationem multorum aliorum, etiam Antidotarium in lucem proferre, cui Pharmacopolas omnes, in dispensandis Pharmacis, sub solemni juramento astringi optamus, ne posthac prœter Medicorum intentionem, ab aliquibus, alioquin imperitissimis, purgantia, et alia interna Medicamenta œgris obtrudantur quœ noxia esse possint, ut non pauci (quia impunè) nimis temerario ausu hactenus facere non erubuerunt, et quidem inviso sœpè œgro, et consequenter œgritudine ignotâ, cùm tamen illius notitia, remedii sit materia, et primus ad sanitatem gradus. Ignoscite, si hic pro affectu nostro, et cum pathemate id quod Prœdecessores nostri sœpiùs inculcarunt liberius repetamus. Indubitatum est, neminem mortalium (qui sanœ mentis sit) vitam, et salutem formâ dignitate, divitiis, denique, rebus omnibus, non habere cariorem, et tamen, proh dolor! quam inconsulté illa sœpe periculo exponitur, dùm cômittitur, blandiloquis, impostoribus et Medicœ facultatis imperitis. Notum est in Republica benè directa, in rebus omnibus prospici comoditati publicœ, et in ea, uti in hac, non permitti, ut opifex quispiam,seu Textor, Faber, Pistor, Cœmentarius, vel alius etiamvilioris quantumvis conditionis mechanicus, ad artis suœ exercitium admittatur; priusquam peritiæ suœ fecerit experimentum. Certè nec in hac Urbe tam celebri, admittendus Medicus, nisi exhibito priùs Magistratui privilegio sui Doctoratus, vel Licentiœ ; neque Pharmacola, antequam à Medicis comprobetur, et idoneus judicetur, cui salus hominis tutè cômitti possit, et ne tum quidem ei permittendum, ut pro judiciò suo Pharmaca dispenset, à dispensatione aliorum Pharmacopolarum differentia ad evitandos abusus, et errores, qui inde necessariò subsequuntur. Quod nos movet ut Pharmaceuticem (quœ Medicœ artis pars magna est) in ordinem redactam, tijpis excudendam demus. Et cùm à sœculis apud Authores morem obtinuisse videamus, ut opera sua, pro patricinio, Superiorum et Magnatum nominibus inscribant, Nos exemplo eorum freti Perillustres Amplissimique Proceres, Antidotarium Gandavense producere et Vobis dedicare audemus, et quidni audeamus, cûm Vobis studeamus, et Publicæ saluti ? Publicæ saluti inquimus, quæ nobis concômissa est, cujus curam cùm gerimus, id quod officii nostri eet facimus, et quod debiti. Hûnc igitur quem suscepimus, qualemcunque nostrum laborem, et si talis non sit qui omniû expectationi possit satisfacere, quo nos eû affectu, et observantiâ offerimus, eadem humanitate et benevolentiâ accipité, et protegite, nostrumque in hanc Urbem, et Patriam animi candorê vestri favoris aura fovete. Sic Deus morbos et calamitates, à Vobis et Concivibus clementer avertat, et potenter averruncet, Patriamque et vos in ea regentes, conservet, tueatur, diuque vivere et pancraticè valere sinat.

PHARMACOPÉE DE GAND.

— Dédicace. —

TRÈS NOBLES ET TRÈS ILLUSTRES SEIGNEURS,

Depuis longtemps, nous n'avons eu un plus grand souhait, très illustes et très nobles-Seigneurs, que de pouvoir donner un témoignage public de gratitude et d'affection à notre Patrie qui nous a engendrés, qui nous a élevés, et que vous gouvernez — nous disons Gand la Métropole de la Flandre. Puis, comme nous prenons également à cœur de pourvoir à votre santé ainsi qu'à celle de tous les habitants — rien n'est plus cher à l'homme que la santé — et comme nous voyons naître beaucoup d'opinions diverses relativement à la préparation des médicaments, en particulier des laxatifs, — car, journellement, surgissent de nouveaux groupes de dissidents — nous avons jugé à propos, et à l'exemple de beaucoup d'autres, de publier de même l'Antidotarium auquel nous désirons que tous les pharmaciens, dans l'exercice de leurs fonctions, et par serment solennel, soient tenus de se conformer, afin qu'à l'avenir, sauf sur le désir des médecins, il ne soit plus délivré aux malades, par des particuliers totalement ignorants, des purgatifs et autres médicaments internes souvent nuisibles, comme plusieurs, jusqu'à ce jour, — l'impunité enhardit — n'ont pas eu honte de le faire, et même sans aucun souci scientifique du malade et partant de la maladie, celle-ci devant constituer la base de la médication et le premier pas vers la guérison.

Excusez-nous, si eu égard à notre affection, nous répétons ce que nos prédécesseurs ont rebattu avec tant de fréquence et d'ampleur, et la douleur dans l'âme.

Il est incontestable que pour tout homme sensé, la vie et la santé sont plus chères que toute dignité, que les richesses, en un mot que toutes les prospérités, et cependant, ô douleur! combien inconsidérément cette santé n'est-elle pas souvent exposée au danger, lorsqu'elle est confiée à de beaux diseurs, à des imposteurs et à des ignorants de l'Art médical.

Il est notoire que dans un Etat bien dirigé, on pourvoit de toute manière au bien public, et qu'on n'y permet pas, de même qu'en celui-ci, que quelque artisan, soit tisserand, forgeron, boulanger, maçon, ou bien même tout ouvrier de condition encore plus inférieure, soit admis à l'exercice de son métier, s'il n'a au préalable fait preuve de capacité.

Certes, en cette ville si renommée, on ne reconnaît comme médecin que celui qui a d'abord produit par devers le Magistrat le diplôme de Docteur ou de Licencié, et pareillement comme pharmacien que celui qui a été agréé par les Médecins et jugé apte à mériter la confiance pour collaborer avec sécurité à la santé publique. Toutefois, et même dans cette éventualité, il lui sera interdit de délivrer des remèdes différents de ceux débités par les autres pharmaciens, afin d'éviter des erreurs, des abus, qui ne manqueraient pas de se produire.

C'est cette considération qui nous a incités à faire l'exposé de la partie pharmaceutique — qui est une branche importante de la Médecine — soigneusement ordonnée et imprimée.

Et comme nous remarquons que depuis longtemps, il est d'usage, chez les Auteurs, de publier leurs travaux sous les auspices et le nom des Grands et des Premiers du pays, nous, inspirés par leur exemple, nous nous permettons de faire paraitre et de vous dédier « l'Antidotarium Gandavense », et pourquoi ne le ferions-nous pas, puisque nous l'avons entrepris à votre intention et en faveur de la santé publique ?

Quant à la santé publique, qui nous est confiée et dont nous avons la garde, nous faisons pour elle ce qui est dicté par notre devoir et notre conscience.

En conséquence, et quoi qu'il en soit de ce travail que nous avons entrepris, nous vous l'offrons, et s'il ne répond pas aux vœux de tous, sachez que nous vous l'offrons par affection et par égard pour tous.

Recevez-le avec la même affabilité et la même bienveillance, protégez-le, accordez-lui dans cette ville, notre Patrie, votre puissant appui.

Que Dieu, avec clémence, éloigne de vous et des concitoyens, les maladies et les malheurs, que sa puissance vous en préserve, qu'il garde la Patrie et Vous ses dirigeants et qu'il vous accorde de vivre longtemps et en parfaite santé.

Fr. van den Vivere,
J. Stalins,
G. Rissoens,
Médecins gantois patentés.

Ad Clarissimum Virum
D. FRANCIScum Van Den Vivere
MEDIcum gandensem,
Cùm Iussu Senatus
Ederet opus Medicum, quod inscribitur
Antidotarium
Gandavense.

Quas vires Natura, quibusque inseverit herbis,
Tempore laus omni, maxima, scire, fuit.
Hâc ope, dùm vixit, prisco Podalirius œvo,
Eri puit certœ corpora sœpé neci.
Cui non Phillyridœ, doctique Machaonis artes,
Cui non Pœoniœ gloria nota manus ?
Miscuerant succos : œger bibit : haud mora : venis
Causa mali, languor corpore pulsus erat.
Quid tamen ex illis, nisi nomen inutile restat,
Famaque, quœ miseros, nil habet, unde levet ?
Artis erit, Francisce, tuœ felicior usus,
Vivere, quœ multis, post tua fata dabit.
Tradita sic chartis nostros pervenit in annos
Utilis ars Coi Pergameique senis.
Ars facit, ut valeant homines, non fama medètûm :
Arte mali semen, tollitur arte malum.
Tempus ad hoc multis vitœ nova causa fuisti,
Auxiliis multi convaluêre tuis.
Nec tua se tenuit patriis industria muris :
Non illam, quamvis maxima, Ganda capit.
Finitimas etiam latè se fudit in oras,
Et paribus visa est passibus ire Salus.
Atque utinam rivis fons ille perennibus iret,
Currentesque nihil sistere posset aquas.
Irrita sed voveo, scatebris arentibus undœ,
Tamque salutares deficietis aquœ.
Corporis iste vigor seris tardabitur annis,
Nec poteris longas semper inire vias.
Paullatim vires, et te tibi subtrahit œtas,

Morsque gradu strepidum non faciente venit.
Ah! cur hœc sacris non est medicabilis herbis?
Cur tantum terris invidet illa bonum?
Quid queror, aut timeo? doctâ tibi mente reperta est
Quâ mortem fallas, effugiasque, via.
Quâque tuas artes, et opem poscentibus adsis,
Nec careant usu sœcula sera tuo.
Quœ vis Pœoniis, et quanta potentia succis,
Et quœ temperies, scribere cura tibi est.
Hoc petit ut facias, pars cujus es, ipse Senatus,
Utque petat, censet muneris esse sui.
Gaudet amans populi populo prodesse Senatus:
Exigere illa tuam cura coëgit opem.
Exigit hanc, quœ te tangit quoque publica cura,
Et pius est Patriœ consuluisse labor.
Tu Gandœ, prœter nomen famamque, relinques,
Per quod te numquam Ganda carebit, opus.
Tu quoque cum vivis te mors exemerit, et cùm
Funebris exuvias clauserit urna tuas,
Sœpè tuâ vires œger sperabit ab arte,
Sœpè tuâ sumet pocula mista manu.
Posteritas omnis sic te prœsente fruetur,
Auxiliis numquam destituenda tuis.
Mors spolium de te nullum, nisi corpus, habebit,
Civibus hoc tantùm subtrahet illa tuis:
Quos meliore tui numquam non parte juvabis,
Iamque cinis, multis causa salutis eris.
Plus ita quàm Pœon, plus quàm cum fratre Machaon,
Quorum nil, prœter nomen, habemus, ages.
Laude tua semper, famaque superstite vives,
Nec, velut hi, sterili nomine clarus eris.
Proderis infirmis, œgrisque medebere, donec
Humanum medicâ corpus egebit ope.
Nec sinet, immensum quam nunc transmittis in œvum.
Victricem lethi, te Medicina mori.

Sidronius Hosschius,
é Societate IESU.

A l'homme très illustre M. Van den Vivere, Médecin gantois qui, par ordre du Sénat, a publié l'œuvre médicale, intitulée : « *Antidotarium Gandavense* ».

Connaître les vertus que la nature dans chaque plante a déposées,

Fut, de tout temps, un très grand mérite.

Autrefois, et fort de cette connaissance, Podalire, de son vivant,

Sauva, maintes fois, d'une mort certaine les hommes.

Qui n'a connu de Phillyride et du savant Machaon les talents,

Et de Péon les exploits ?

Ils mélangèrent les sucs végétaux : le malade but : et soudainement :

La cause du mal, la débilité, du corps par le sang fut chassée.

Mais que transmettent-ils, sinon une vaine réputation,

Une renommée impuissante à soulager les malheureux ?

Ce sera, François, de ta science la pratique plus éclairée,

Qui, après ta mort, donnera à bien des gens la vie.

Ce fut ainsi, en ce siècle, que d'Hippocrate de Cos et du vieil Esculape l'art utile,

Grâce à leurs écrits, parvint jusqu'à nous.

La science médicale, parmi les hommes, s'efforce de maintenir la bonne santé,

La renommée ne contribue point à les guérir :

Par la science est combattu le germe de la maladie, par l'art la maladie.

Pour plusieurs, à notre époque, tu as été une nouvelle source de vie,

Pour beaucoup, par ton secours, ce fut la guérison.

Et à ta ville natale ne se borna pas ton activité :

Gand seul, bien que très vaste, ne suffit point à la retenir.

Elle s'étendit au large, vers les frontières voisines,

Et on vit la santé y faire les mêmes progrès.

Et puisse, dans des ruisseaux intarissables, cette fontaine couler,

Et puisse rien n'en arrêter l'activité.

Mais, ondes aux sources arides, je vous souhaite de disparaître,

Tant que vous ne servirez plus des eaux salutaires.

Cette vigueur du corps, par l'âge, s'affaiblira,

Et tu ne pourras pas toujours, au loin, te déplacer.

Peu à peu l'âge t'enlèvera les forces,

Et la mort, à pas silencieux, viendra te surprendre.

Ah ! pourquoi par des herbes sacrées, ne peut-on y remédier ?

Pourquoi au genre humain, la mort envie-t-elle un si grand bien ?

Pourquoi me plaindre ou craindre ? Par ta docte intelligence

Tu as trouvé le moyen de tromper la mort, et d'y échapper.

Par ton art tu prêtes aide et secours à ceux qui les implorent,

Et la postérité de ton expérience ne sera point privée.

Il est de ton devoir de faire connaître des herbes médicinales la vertu,

De leur suc la valeur et leur dose.

Le Sénat même, dont tu es membre, t'a prié de le faire,

Il estime que de le demander c'est son devoir.

Le Sénat, épris de son peuple, se plait à lui être utile :

Il n'a pas craint, pour remplir cette tâche, de solliciter ton aide.

Il exige cette publication qui t'intéresse autant que le bien public,

Et c'est un pieux devoir que d'avoir travaillé pour la patrie.

A Gand, tu laisseras, outre ton nom et ta renommée,

Une œuvre par laquelle Gand sera à jamais en communion avec toi.

Toi aussi lorsque la mort, d'entre les vivants, t'aura enlevé,

Que l'urne renfermera tes cendres,

Souvent le malade espérera par ta science la santé,
Souvent il prendra la mixture par ton art inventée.
Ainsi, toute la postérité jouira de ta présence,
Et de ton secours ne sera jamais privée.
La mort, de toi, n'aura que ton corps,
Lui seul, à tes concitoyens sera ravi :
Par ta part la meilleure, tu les aideras toujours,
Et déjà cendres, tu seras, pour le plus grand nombre, la source de salut.
Ainsi tu vivras plus longtemps que Péon et son frère Machaon,
Dont nous n'avons plus que le nom pour souvenir.
A ta gloire et à ta renommée tu survivras pour toujours,
Et tu ne seras pas, par une réputation éphémère, célèbre, comme eux :
Tu resteras utile aux infirmes, tu guériras les malades,
Tant que l'humanité réclamera l'assistance médicale.
Et la science à laquelle tu lègues maintenant, pour tant de siècles,
Le moyen de vaincre la mort, ne permettra pas que tu meures.

Sidronius Hosschius,
è Societate Jesu.

IN OPUS MEDICUM,

A. tribus Clarissimis Viris
D. FRANCISCO VANDEN VIVERE,
D. IOANNE STALINS,
D. GISLENO RISSOENS.

MEDICIS GANDENSIBUS
Jussu SENATUS Gandensis,
Anno 1652. editum.
Chronographicon.
FLos MEDICInae.

Intereunt verni flores, seu solibus usti,

Seu nimio teneras imbre gravante comas.
Quin etiam foliis sensim languentibus ultrò,
Nec nimio loesi sole, nec imbre, cadunt.
Candida deficiunt formâ fugiente ligustra,
Deficiunt violœ, deficiuntque rosœ.
At FLOS, quem prœsens MEDICINAE protulit annus,
Numquam (crede mihi GANDA) caducus erit.

Hosschius.

Les fleurs printanières périssent soit brûlées par le soleil,
Soit par les ondées surchargeant leur tendre corolle.
De plus, elles tombent endommagées, non par l'ardeur du soleil,
Ni par la forte pluie,
Mais par la chute graduelle des feuilles devenues languissantes.
Les arbrisseaux au tendre feuillage perdent leur forme gracieuse,
Puis, disparaissent et les violettes et les roses.
Mais la Fleur par l'an présent offerte à la Médecine,
Crois-m'en Gand — ne tombera, ne périra jamais.

Hosschius.

***

MORTIS QUŒRELA OB VITŒ PERPETUITATEM.

Occidimus mortis victrix Medicina triumphat.
Arbitrio vitam protràhit illa suo.
O fidœ morborum acies afflate veneno
Corpora, vel vacuus maniqus Orcus erit.
Cernitis ut vitœ Viverius augeat œvum,
Naturœque sacras undique promat opes ?
Et pellat quidquid superest œgroris in Orbe
Dùm serit ingenii semina pauca sui ?
Iam Medica vitæ non restat terminus arte
I nunc et mortem posse perire nega.

Grati animi notam offerebat,
Franc. Ghyseman,
Med. Doctor.

Nous mourons, la Médecine victorieuse de la mort, triomphe.

Elle prolonge la vie par sa puissance.

O armées fidèles des maladies ! hâtez-vous de communiquer aux mortels votre venin,

Sinon Pluton, les mains vides, sera désœuvré.

Ne voyez-vous pas comment Viverius accroît la durée de la vie,

Et de toute part décèle les forces sacrées de la nature?

Et comment, sur la Terre, il chasse toute trace de maladie,

Quand il lance quelques graines de son génie ?

Le terme de la vie ne ploie pas encore devant l'Art médical,

Va maintenant et nie que la mort puisse périr.

En témoignage de sa reconnaissance,
Franc. Ghyseman,
Médecin.

***

Expertissimis Dominis.
FRANCISCO VANDEN VIVERE.
Joanni Stalins,
Gisleno Rissoens.
Civitati Gandavensi, A pensione

In Patriœ Urbis utilitatem rerum Medicinalium dispensatorium concinnantibus

Epigramma. D. C. C.

Naturœ Genii sacrataque pectora Phœbo,
Œternum Medicœ conditis artis opus.
Quâ fruimur quamvis sit prœceps semita vitœ,
Qui tardet fatum prodit in ora Liber.
Nonne Charon queritur corrumpi in littore cymbam,
Nec vehere extinctos ut solet ante rogos ?
Et gemit Inferni Jovis uxor, pollice lœvo
In piceas tabulas quœ necis acta refert ?
Atque ait ad stygios mors lenta revertere lucos ?
Cernis ut his Medicis vis tua cedat iners ?

Nam quid Pandorœ superest in pixide morbi,
Quod non auxilio commodiore levent ?
Dextra tibi torpet, sine cuspide missile telum est,
Quid regnum posthac Ditis ? inane chaos,

Jacobus Lippins.

Epigramma D. C. C.

Génies de la nature et esprits consacrés à Apollon,
Vous cachez l'œuvre éternelle de l'Art médical.
Quelque rapide soit le cours de la vie dont nous jouissons,
L'Antidotarium paraît pour en retarder le terme fatal.
Caron ne se plaint-il pas que sa barque se gâte sur le rivage,
Et qu'il ne transporte plus, comme d'habitude, les morts vers les bûchers ?
Et l'épouse de Pluton ne gémit-elle pas ; elle qui de son pouce gauche enregistre,
Sur les tablettes enduites de poix, les actes de décès ?
Et la Mort ne dit-elle point qu'elle retourne lentement vers le Styx ?
Vois-tu comme ta puissance par ces médecins devient inerte ?
Car que reste-t-il dans la boite de Pandore, de maladies
Qu'ils ne guérissent par leur plus salutaire intervention.
Ta dextre est engourdie, sans pointe est le trait lancé,
Quel royaume désormais reste-t-il pour les Dieux ? un vain chaos.

Jacques Lippins.

***

LEGES ET DECRETA
Magistratus
Gandavensis,
Flandriœ Metropolis
Doctores Medicos, Chyrurgos, et
Pharmacopœos
Concernentia.

Cum multùm Reipublicœ intersit, ut Medici, Pharmacopœi

et Chyrurgi, ad praxim in hâc urbe admittendi, unanimes sint, ne rixis, et opinionum differentiis, œgri detrimentum sanitatis patiantur : Senatus inviolabiliter sancivit.

I.

Ut nemo Medicinœ Doctor, vel Licentiatus, in hac urbe ad praxim admittatur, qui non Hippocraticam, et Galenicam doctrinam profiteatur, et ante Professionis exercitium Magistratui (à Medicis Pensionariis examinandum) exhibeat, legitimum Testimonium, et Privilegium suœ promotionis in Universitate approbata.

II.

Quo exhibito, et approbato, ante admissionem tenebitur ad solemne Juramentum fidelitatis, sanctèque promittet, se Officio suo diligenter, et honestè functurum, vitam et salutem œgrotantium, sibi commissorum cordi habiturum; neque citrà necessitatem pretiosa medicamenta prœscripturum, in eorum damnum, et in propriam, vel Pharmacopœorum utilitatem.

III.

Ad imitationem jurisiurandi Hippocratis, secretos Patientium suorum morbos celabit.

IV.

Et ut inter Medicos necessaria est perpetua concordia, Senatus prœcipit, ne Medicus quispiam, alteri Pharmacopolœ medicamenta prœparanda det, quam illi quem œger voluerit, neque in ipsius prœjudicium alium proponat, uti nec vice versa Pharmacopola œgris (quorum cura Medico ordinario commissa est) alium Medicum, quocunque prœtextu, commendare studeat, idque sub mulctâ duodecim florenorum, applicanda secundum concessionem Carolinam.

V.

Medici ad consilium vocati, sincerè et prudenter circà œgri curationem procedent, et omni conatu insudabunt, ut citò, tutè, et jucundè in quantùm fieri protest, à morbo liberetur.

VI.

Et ne Pharmacopœis et Chyrurgis, justa querelœ detur occasio, Medicorum nemo Pharmaca componat, prœparet, vel ab ipsis etiam Pharmacopolis composita reservet, œgrisque divendat, sub mulctà viginti quatuor Florenorum, applicandorum ut suprà.

VII.

Quemadmodum nec cuiquam Medicorum (ut indecens est) hic, vel foris, sive per venœ sectionem, sive alio quovis modo, Chirurgorum praxi se immiscere eamque opere manuali exercere liceat, sub pœna incurrendi mulctà duodecim florenorum.

VIII.

Agyrtœ, Impostores, Circumforanei, et quotquot falsò sibi Doctoris titulum attribuunt, civibusque non nisi argentum emungunt, ab hac urbe exulabunt.

IX.

Obligabuntur Medici Pensionarii, cum duobus Chirurgis Juratis, et uno Pharmacopola à Senatu, vel prœdictis Medicis deputando bis, vel ad minimum, semel in anno, omnium Pharmacopolarum Officinas visitare, medicamenta tam simplicia, quam composita, diligenter examinare, et si quœ vetera, et exoleta vel minùs selecta repererint, illa amovere, et Senatu ita mandante ad nihilum redigere.

X.

Omnes Pharmacopolœ, et Aromatarii, tenebuntur ad observationem Antidotarii Gandavensis neque prœsument, quoad aliquas compositiones Medicamentorum, aliquid immutare, vel addere vel diminuere, idque vovebunt sub solemni Iuramento, et qui contravenisse deprehendetur, tamquam perjurus, pœna arbitraria pro merito delicti corrigetur.

XI.

Cavebunt etiam absque Medici prœscripto Medicamenta purgantia, diagridiata, vel etiam periculosoriora Opiata propinare, sub mulcta sex Florenorum, duplicanda cum sœpiùs peccare deprehendentur. Si verò abortum provocantia vel lethalia exhibuerint, graviùs et pro arbitrio punientur.

XII.

Et cùm sœpiùs, non sine gravi periculo, Pharmacopolœ, magnâ termeritate œgros invisant, sub titulo Doctoris, falcemque in Medicorum messem immittant, et contra methodum omnis generis medicamenta, et prœsertim interna, superne et infernè prœscribant, nec erubescant prœter morbi exigentiam, non sine damno, venœ sectiones, easque repetitas injungere. Posthac se inter limites suœ artis continebunt, neque œgros visitare prœsument, sub mulcta viginti quatuor florenorum.

XIII.

Theriacam, Mithridatium, Confectionem Alchermes, de Hyacinto, Laudanum Theoprasti, Species Diamargariti calidi et frigidi, Lœtitiœ Galeni, et alias pretiosas compositiones non dispensabunt, nisi unus Medicorum Pensionariorum simplicia dispensata visitaverit, in cujus prœsentia lapides pretiosi, et Margaritœ contundentur ut nulla fraudis possit esse suspicio, et vasibus earumdem compositionum, uti et Syruporum, Electuarum, et pillularum superscribat diem anni, quo dispensata fuerint, ad quœ Pharmacopolœ obligabuntur, sub mulcta sex florenorum.

XIV.

Medicamentorum etiam verè purgantium Opiatorum, eorumque quœ seriam considerationem merentur, prœparationem nulli famulo permittent, qui non ad minùs biennio Pharmacopolœ cohabitaverit, et in arte exercitatus sit : uti nec uxoribus vel ancillis aliisque imperitis, Arsenici, Sublimati, Antimonii, Hellebori, Diagridii, colocynthidos, radicum Esulœ, et similium Pharmacorum tam simplicium quam compositorum (quœ gravem noxam inferre possunt) liberam venditionem relinquent nisi hominibus notis et integrœ famœ, vel à Medicis prœscripta sint et subsignata, idque sub mulcta quatuor florenorum.

XV.

Atque ut abusus, qui sub Mercemoniorum prœtextu passim et latenter irrepunt prœscindantur. Inhibet Senatus ne quis non Pharmacopola Theriacam, Mithridatium, Hieram picram, aliaque similia Medicamenta vendat, sub pœna quatuor florenorum duplicandorum quoties impegerit.

XVI.

Quisquis autem deinceps in Pharmacopolam admitti voluerit, linguœ latinœ peritum esse oportebit, ut hoc Antidotarium nostrum, Institutiones artis, Authores de compositionibus Medicamentorum tractantes et paradigmata Medicorum intelligere queat.

XVII.

Deinde sufficienti testimonio ei probandum erit, se ad tres annos ad discendam artem Pharmaceuticam uni

Pharmacopolœ cohabitasse, denique à Medicis Pensionariis, coram uno, aut altero Pharmacopœo ad hunc actum, ab iis deligendis examinatus, in artis suœ experimentum, tres compositiones conficiendœ ei prœscribentur, quibus debitè secundùm artem confectis, idoneus judicatus, coram Magistratu Solemni Iuramento se adstringet; ad ea quœ his Statutis continentur.

XVIII.

Antequam in hac Urbe Chirurgus admittatur pro Iurato, et idoneus judicetur, qui ad omnes actus Chirurgicales exercendos admitti possit, priùs se Medicorum Pensionariorum, nec non duorum Chirurgorum etiam à pensione hujus Civitatis, arduo, et rigoroso examini submittet. Quod si idoneus judicatus fuerit super relatione et testimonio prœdictorum Doctorum et Chirurgorum Magistratus eum in Chirurgum juratum recipiet : et Iure jurando fidelitatem et sinceritatem promittet in obeundo suo munere.

XIX.

Chirurgi morborum particularium corporis humani curam non suscipient, neque Medicamenta purgantia prœscribent, aut vendent, sed inter Chirurgiœ terminos se continebunt, et ea solummodo munia, circà œgrotos exequentur, quœ ad eorum professionem pertinent, si secus fecerint, eàdem quâ Pharmacopœi pœnâ mulctabuntur.

XX.

Ut non rarò Chirurgis casus extraordinarii occurrunt, et difficiles, si quando ex vulnere, casu, fractura, aut rupto aliquo vase, vel de Gangrœna, aut sphacelo periculum sit, Chirurgus, ut minimùm unius Medici consilium implorabit, ne patienti aut adstantibus amicis lamentandi, et Chirurgum exprobrandi detur occasio.

XXI.

Barbitonsores, (qui Chirurgis annumerandi sunt) prius quam ad artis exercitium admittantur posthac etiam unius Medici Pensionarii ut minimùm, examini se submittent.

Et quotquot nemine Medicorum Pensionariorum prœsente, aliquem examinare, et in Barbitonsorem admittere prœsumpserint, mulctam trium florenorum incurrent, et taliter admissu donec huic Statuto satisfecerit, artis exercitium interdicitur.

XXII.

Docebunt ante quam examinentur, se addiscendœ praxis causâ justo tempore, hoc est ad biennium ad minùs, uni Magistro cohabitasse, idque in hac Urbe, sine intermissione, probabuntque sufficienti testimonio, se interea arti Chirurgiœ operam dedisse, et diligenter attendisse ad ea quœ artem Chirurgicam concernunt.

XXIII.

Admissi autem, Chirurgiœ Praxim exercere poterunt, sed à dandis purgantibus, aliisque interioribus Medicaminibus abstinebunt. Et dùm difficultas fuerit de gangrœna, de exstirpatione alicujus membri, de extractione Polypi, de applicanda Trapana, de tractando Cancro et similibus, Chirurgum aliquem juratum, vel Medicum tempestivè consulent, sub mulcta sex florenorum.

Hœc omnia Medicos, Pharmacopœos, et Chirurgos concernentia Statuta, Senatus maturo judicio sancita inviolabiliter observari prœcepit hâc die iii. Januarii 1652

Ita est

G. V. Overwaele.

Senatui Gandavensi à Secretis.

Lois et Ordonnances de la Magistrature gantoise, concernant les Médecins, les Chirurgiens et les Pharmaciens de la Métropole de la Flandre.

Comme il importe beaucoup à l'Etat, que les Médecins, les Pharmaciens et les Chirurgiens, pour leur permettre de pratiquer leur art, soient tous d'accord, et afin que les malades ne subissent aucun préjudice à leur santé, par des contestations de doctrine ; le Sénat a ordonné d'une manière inviolable.

I.

Qu'aucun médecin ou licencié ne sera admis à l'exercice de l'art de guérir, en cette ville, s'il n'a étudié la doctrine d'Hippocrate et de Galien, et s'il n'a exhibé, avant l'exercice de sa profession, devant le Magistrat — pour être examiné par les médecins légitimes — un diplôme ou certificat attestant sa promotion dans une Université agréée.

II.

Lorsque ce certificat aura été visé et approuvé, il sera obligé, avant son admission, de prêter un serment solennel de fidélité, et promettra conformément aux lois établies, de s'acquitter soigneusement et honnêtement de sa fonction, d'avoir à coeur la vie et la santé des malades à lui confiés, et de ne prescrire des médicaments de valeur, sauf nécessité, au détriment des malades et à son profit personnel ou à celui des pharmaciens.

III.

A l'exemple de la loi d'Hippocrate, il se gardera de révéler les maladies secrètes de ses patients.

IV.

Et comme il est nécessaire que, parmi les médecins, il existe toujours une bonne intelligence, le Sénat ordonne que nul médecin ne donnera à préparer des médicaments à aucun pharmacien autre qu'à celui choisi par le malade, ni qu'il n'en proposera un autre, au préjudice du même, afin que, réciproquement, le pharmacien n'essaie, sous quelque prétexte que ce soit, de recommander un autre médecin au malade — dont le traitement a été confié au médecin habituel, — et ceci sous peine d'une amende de douze florins, à appliquer selon la concession Caroline (code pénal, sous Charles-Quint).

V.

Les médecins appelés en consultation, agiront sincèrement et prudemment en vue de la guérison du malade, et feront de leur mieux pour le délivrer de son mal, citò, tutè et jucundè.

VI.

Et afin d'éviter toute juste occasion de plainte aux pharmaciens et aux chirurgiens, aucun médecin ne fera provision, ni ne préparera ou gardera des médicaments même préparés par les pharmaciens, et ne les vendra en détail aux malades, sous peine d'une amende de vingt-quatre florins, à appliquer comme ci-dessus.

VII.

Il ne sera de même permis à aucun médecin — ce qui paraît peu convenable — de s'intéresser trop directement à la chirurgie et de la pratiquer, soit par l'incision d'une veine ou toute autre opération, sous peine d'une amende de douze florins.

VIII.

Les charlatans, les imposteurs, les forains, et tous ceux qui s'attribuent faussement le titre de docteur, et qui ne cherchent qu'à exploiter l'argent du public, seront bannis de cette ville.

IX.

Les médecins patentés seront tenus de visiter, conjointement avec deux chirurgiens jurés et un pharmacien, nommés par le Sénat ou par les susdits médecins, deux fois ou tout au moins une fois l'an, les officines de tous les pharmaciens, aux fins d'examiner soigneusement les médicaments, tant simples que composés, et s'ils découvraient des médicaments sans valeur ou de moindre qualité, ils les confisqueront et les anéantiront, par ordre du Sénat.

X.

Tous les pharmaciens et droguistes seront obligés d'observer l'Antidotarium Gandavense et ne se permettront pas d'apporter la moindre modification aux préparations pharmaceutiques, d'en ajouter ou d'en retrancher et ils le promettront sous serment solennel, et celui qui aura manqué à son devoir, sera puni, comme parjure, d'une peine à arbitrer selon l'importance du délit.

XI.

Ils se garderont aussi, sans ordonnance d'un médecin, de donner des purgatifs à base de scammonée, ou même des médicaments plus dangereux, tels que les opiats, sous peine d'une amende de six florins, qui sera doublée en cas de récidive. Mais s'ils avaient délivré des médicamments pouvant provoquer l'avortement ou la mort, ils seront punis plus sévèrement et par jugement.

XII.

Et comme trop fréquemment, non sans grave danger, les pharmaciens visitent les malades, en qualité de docteur et avec grande imprudence, empiétant ainsi sur le domaine des médecins, qu'ils prescrivent sans discernement toute espèce de médicaments et surtout des médicaments destinés à être administrés par la bouche ou par le rectum, qu'ils osent ordonner des saignées, sans que la maladie l'exige, non sans dommage, et les font renouveler. Désormais ils se tiendront dans les limites de leur art et ne se permettront plus de visiter les malades, sous peine d'une amende de vingt-quatre florins.

XIII.

Ils ne prépareront la Thériaque, le Mithridate, la Confection d'Alchermes, d'Hyacinthe, le Laudanum Théophraste, les Species Diamargariti calidi et frigidi, Loetitiæ Galeni, et autres compositions de valeur, à moins qu'un des médecins patentés n'ait examiné les ingrédients qui entrent dans ces compositions, en la présence duquel les pierres précieuses et les perles seront pilées, afin d'éluder tout soupçon de fraude et à moins que le médecin n'ait inscrit sur les vases devant contenir ces préparations le jour de l'an où elles ont été effectuées, de même que pour les sirops, les électuaires et les pilules, à quoi les pharmaciens seront tenus de se conformer, sous peine d'une amende de six florins.

XIV.

Ils ne pourront confier également la préparation des médicaments, en particulier des opiats, des purgatifs et de ceux qui impliquent une sérieuse prudence, à aucun domestique à moins qu'il n'ait habité chez le pharmacien, au moins deux ans, et qu'il n'ait été initié à l'art. De même ils ne conféreront la libre vente de l'Arsenic, du Sublimé, de l'Antimoine, de l'Ellébore, du Diagrède, de la Coloquinte, des racines d'Euphorbe et de tous remèdes semblables, tant simples que composés, — qui peuvent être très préjudiciables — à leurs épouses ou servantes, mais à des hommes compétents et de parfaite probité, bien que sur ordonnance signée d'un médecin, et ceci sous peine d'une amende de quatre florins.

XV.

Et afin de faire cesser les abus qui surgissent de toute part, bien que discrètement et sous prétexte de mercantilisme, le Sénat défend à quiconque, n'étant pas pharmacien, de vendre la Thériaque, le Mithridate, l'Hiera picra, et autres drogues semblables, sous peine d'une amende de quatre florins, laquelle sera doublée chaque fois qu'il aura contrevenu à la loi.

XVI.

Dorénavant aussi quiconque désirera être reçu Pharmacien, devra connaître le latin, afin de pouvoir comprendre notre Antidotarium, l'enseignement de l'Art, les auteurs traitant des préparations pharmaceutiques et les ordonnances des médecins.

XVII.

Ensuite il devra pouvoir attester par un certificat en bonne et due forme, qu'il a habité pendant trois ans chez un pharmacien pour s'initier à l'art pharmaceutique, puis, examiné par les Médecins diplômés en même temps que par l'un ou l'autre Pharmacien choisi par eux pour remplir la fonction d'examinateur, il devra donner une preuve de son savoir. Il aura à exécuter trois préparations pharmaceutiques, lesquelles ayant été effectuées selon les règles de l'art, il sera jugé capable, et il promettra par serment solennel, devant la Magistrature, d'observer ce qui est contenu dans ces statuts.

XVIII.

Avant qu'un chirurgien soit admis, en cette ville, par serment et jugé capable de remplir toutes les fonctions relatives à la chirurgie, il devra subir d'abord un examen approfondi et sévère, devant les Médecins patentés et aussi devant deux Chirurgiens patentés de cette cité. S'il a été jugé digne, sur le rapport et le témoignage des susdits médecins et Chirurgiens, le Magistrat le recevra chirurgien juré : et en prêtant serment, selon la loi, il promettra de remplir ses fonctions avec fidélité et sincérité.

XIX.

Les chirurgiens ne s'adonneront au traitement des maladies propres à l'homme, ni ne prescriront des purgatifs, ni n'en vendront ; mais ils s'en tiendront exlusivement à la chirurgie et ne rempliront, chez les malades, que les fonctions ressortissant à leur profession et s'ils agissaient autrement, ils seront condamnés à la même peine que les pharmaciens.

XX.

Comme, pour les chirurgiens, il se présente fréquemment des cas particulièrement compliqués et difficiles, tel le danger offert par une blessure, chute, fracture ou déchirure de quelque vaisseau, ou de gangrène ou de sphacèle, le chirurgien demandera l'avis, à tout le moins, d'un médecin, pour ne pas donner occasion soit au patient soit aux amis témoins, de se lamenter et d'accuser le chirurgien.

XXI.

Les barbiers, — qu'on doit ranger parmi les chirurgiens — avant d'être admis à la pratique de l'art, devront de même, désormais, être examinés par au moins un médecin patenté. Et tous ceux qui se seront permis d'examiner quelque candidat, sans la présence d'un médecin patenté, et qui l'auront reçu barbier, encourront une amende de trois florins, et l'exercice de l'art sera interdite à celui qui aura été admis dans ces conditions, jusqu'à ce qu'il ait satisfait à cette règle.

XXII.

Ils donneront connaissance, avant d'être examinés, d'avoir habité chez un maître, le juste temps pour s'initier à la pratique, c'est-à-dire au moins deux ans, et ceci en cette ville et sans interruption, et attesteront par un témoignage faisant foi, d'avoir consacré leur temps à l'art de la chirurgie et d'avoir observé soigneusement ce qui le concerne.

XXIII.

Admis donc, ils pourront s'adonner à la pratique de la chirurgie, mais ils s'abstiendront de délivrer des purgatifs et autres médicaments internes. Et en présence d'une complication, telle la gangrène, de même que pour l'amputation d'un membre, pour l'extraction d'un polype, pour l'application du trépan, pour le traitement du cancer et toutes autres interventions semblables, ils consulteront à temps un Chirurgien juré, ou un Médecin, sous peine d'une amende de six florins.

Le Sénat a ordonné d'observer la totalité de ces statuts arrêtés après mûr jugement, concernant les Médecins, les Pharmaciens et les Chirurgiens, ce jour iii janvier 1652.

Ainsi fait,

C. V. OVERWAELE,

du Conseil privé du Sénat gantois.

MEDICINAE VOTUM

AD EUNDEM

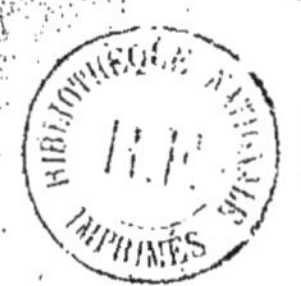

CUM ALLUSIONE

AD

COGNOMEN

Vivere mî Phoebus, bene vivere, Vivere donas,
Qui bene das nobis vivere, vive diu.

VI, VERE, ÆRE, RE.

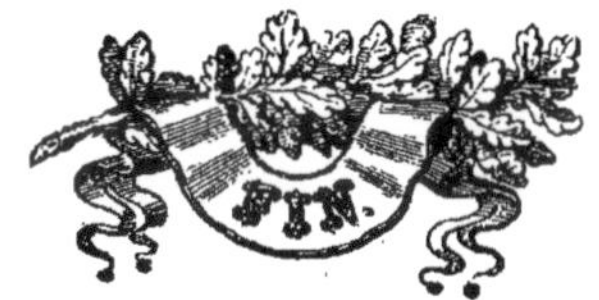

GANDAVI.

E Typographia BALDUINI MANILII, sub Signo
Albae Columbae. Año 1652.

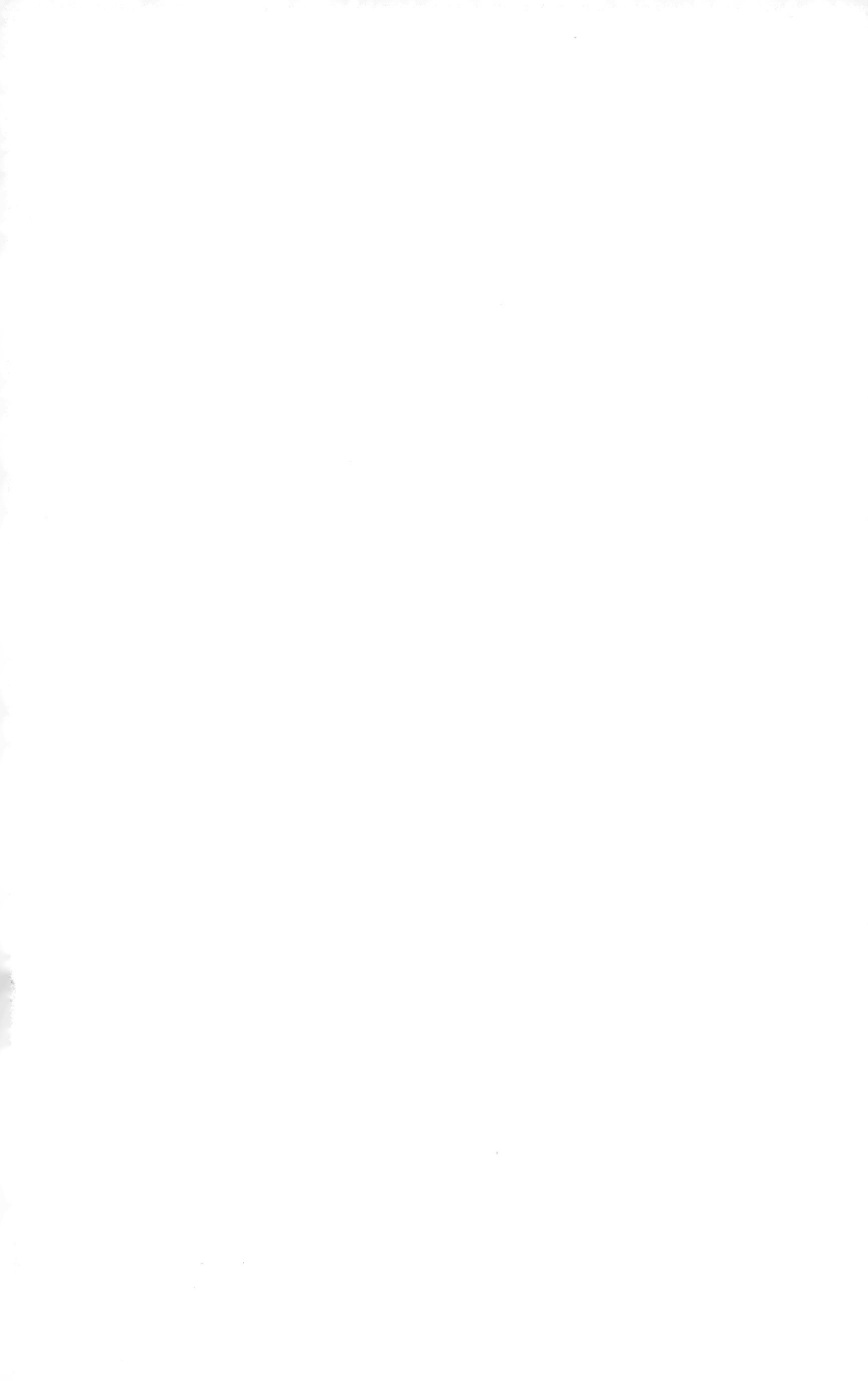

www.ingramcontent.com/pod-product-compliance
Ingram Content Group UK Ltd.
Pitfield, Milton Keynes, MK11 3LW, UK
UKHW021651260726
13994UKWH00003B/1401